INTRODUCTION ÉLECTROLYTIQUE

DES MÉDICAMENTS

DANS LE CORPS HUMAIN

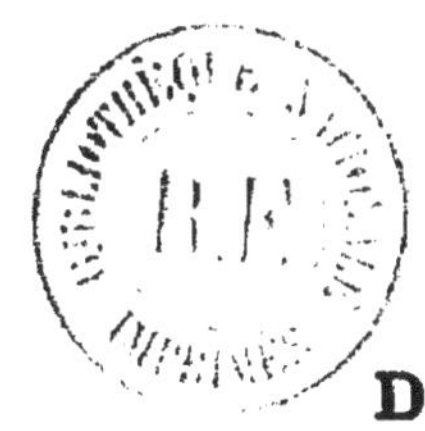

PAR LE

Dr IRIBARNE

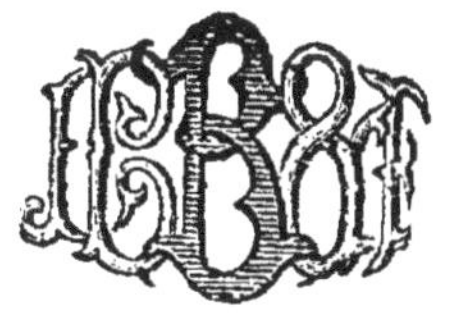

PARIS
LIBRAIRIE J.-B. BAILLIÈRE ET FILS
19, RUE HAUTEFEUILLE, 19
—
1908

INTRODUCTION ÉLECTROLYTIQUE
DES MÉDICAMENTS
DANS LE CORPS HUMAIN

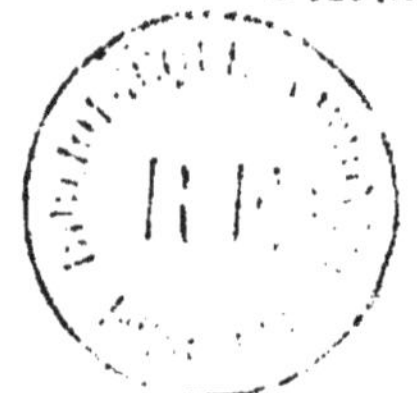

PAR LE

Dr IRIBARNE

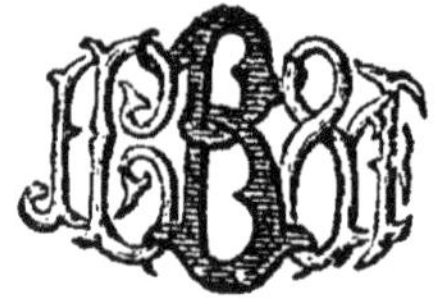

PARIS
LIBRAIRIE J.-B. BAILLIÈRE ET FILS
19, RUE HAUTEFEUILLE, 19

1908

INTRODUCTION ÉLECTROLYTIQUE
DES MÉDICAMENTS
DANS LE CORPS HUMAIN

Il nous a paru intéressant d'étudier en ces quelques lignes un procédé thérapeutique qui est une nouvelle application des découvertes récentes dans le domaine de l'Electricité.

Nous verrons comment par simple contact, à travers la peau, le courant électrique opère la pénétration des substances médicamenteuses, sans provoquer ni douleur, ni sensation pénible.

Les substances électrolytiques, appliquées en électrodes directement sur les lésions locales et sur les téguments, ont une action très supérieure aux mêmes médicaments introduits dans l'estomac.

Des doses électrolysées minimes, souvent infinitésimales, suffisent pour obtenir le résultat demandé alors que l'absorption par la bouche, même en grande quantité, n'a donné que des échecs.

Nous avons évité de fatiguer le lecteur par des détails de technique.

Après un aperçu théorique servant de base à la méthode, nous avons exposé quelques résultats satisfaisants pour un certain nombre de cas qui paraissaient jusqu'ici incurables et qui ont été guéris par des procédés d'électrolyse que nous avons employés.

Dr IRIBARNE.

Paris, le 1er mai 1908.

I. — EXPÉRIENCE FONDAMENTALE

Pour se convaincre de l'absorption électrolytique des médicaments par l'organisme, il importe, en premier lieu, de faire l'expérience suivante :

On applique sur la face interne de l'oreille d'un lapin un tampon de coton hydrophile imprégné d'une solution de sulfate de strychnine ; ce tampon, recouvert d'une plaque métallique et convenablement fixé, peut être laissé indéfiniment sans produire aucun effet ; mais si, à l'aide d'une cathode formée d'une solution de chlorure de sodium et placée sur une autre région du corps, on fait passer un courant suffisamment intense en se servant du premier tampon de sulfate de strychnine comme anode, le lapin est bientôt pris d'accès tétaniques typiques qui deviennent de plus en plus rapprochés jusqu'à la mort. La solution de sulfate de strychnine ne produit aucun effet lorsqu'elle est placée comme cathode, mais elle pénètre dans le corps de l'animal lorsqu'elle est placée en anode.

Cette expérience peut également se répéter avec le cyanure de potassium.

En mettant le cyanure à la cathode, dès qu'on fait passer le courant, on observe tous les phénomènes de l'intoxication et on produit rapidement la mort.

Il y a donc eu transport de matière par le courant électrique.

II. — L'ÉLECTROLYSE

Ce transport de matière obéit aux lois générales de l'électrolyse.

On sait que, lorsqu'un courant électrique suffisamment intense traverse un liquide conducteur, il le décompose. Si le corps est un composé binaire, le métal se rend au pôle négatif, le métalloïde va au pôle positif. Si le corps est un sel, le métal se rend encore au pôle négatif, l'oxygène de la base et l'acide se rendent au pôle positif.

Ce phénomène a reçu le nom d'électrolyse.

Les principales applications industrielles de l'électrolyse sont la galvanoplastie, la dorure, l'argenture, le cuivrage, etc.

III. — LES IONS

Les produits de la décomposition électrolytique, mis en liberté aux électrodes, reçurent de Faraday le nom d'*ions*. Faraday appelle cations les éléments se dégageant à la cathode, anions les éléments mis en liberté à l'anode.

Depuis Faraday les ions ont fait l'objet d'études approfondies : Arrhenius, en 1886, en donna une théorie précise qui servit de base aux principaux travaux parus sur la question : d'après les études de Hollard, de Leduc, de Starck, de Thomson, d'Henri Abraham et Paul Langevin on peut arriver aux conclusions suivantes :

« Un corps en dissolution et non dissocié ne « constitue pas un électrolyte. Il est inélectrolysable « et non conducteur. Un électrolyte se présente « comme un liquide renfermant en dissolution des « molécules non dissociées et des molécules disso- « ciées : les *molécules dissociées* sont les *ions*. Les « ions sont les seuls véhicules de l'électricité, leur

« présence est indispensable pour que le courant « traverse la solution.

« Les ions transportent le courant électrique et se déplacent avec lui, se rendant tantôt à l'anode si ce sont des anions, tantôt à la cathode si ce sont des cations.

« Il y a donc transport de matière dans le phénomène du passage du courant dans un électrolyte.

Dans l'expérience fondamentale décrite plus haut, les ions strychnine et cyanure se sont comportés en anions et en cations, pendant le passage du courant à travers l'animal, conformément aux lois de l'électrolyse.

Cette expérience montre aussi que, dans la pénétration des ions toxiques à travers la peau saine, il n'y a pas cataphorèse, suivant l'interprétation ancienne, mais qu'il s'agit bien d'électrolyse, puisque le cyanure est introduit en remontant le sens du courant, et la strychnine est introduite en descendant le sens du courant.

IV. — LA CONDUCTIBILITÉ DE L'ORGANISME

L'organisme humain est conducteur du courant électrique, mais il n'est conducteur ni à la manière des métaux, ni à la manière des ondes électriques, par rayonnement ; il est conducteur par convection, comme les solutions : il possède la conductibilité électrolytique.

L'organisme peut être considéré comme composé par une série de solutions de chlorure de sodium séparées par des membranes plus ou moins perméables. Lorsque le courant traversera par convection cette série de milieux électrolytes contigus, les ions de l'organisme préalablement dissociés de leur molécule, du fait même de leur dissolution, se déplaceront, les uns se dirigeant vers un pôle, les autres vers l'autre ; mais comme ils resteront à l'état d'ions, ils ne causeront aucune réaction chimique appréciable.

V. — ELECTROLYSE DE L'ORGANISME

L'effet primordial du passage du courant à travers l'organisme est le dégagement de sodium au pôle négatif, de chlore au pôle positif.

Mais comme on le constate en étudiant le mécanisme de la décomposition de l'eau, il se produit une nouvelle action, action secondaire: au pôle négatif le sodium décompose l'eau pour donner de la soude et dégage de l'hydrogène; au pôle positif, le chlore forme de l'acide chlorhydrique et il y a dégagement d'oxygène.

Quand on emploie les électrodes électrolytiques, l'organisme et les deux électrodes peuvent être assimilés à trois cuves électrolytiques contiguës, séparées par des membranes poreuses et contenant des solutions différentes.

Dès qu'on fait passer le courant, le double courant des ions s'établit entre la plaque conductrice qui amène le courant à la cathode et la plaque conductrice qui amène le courant à l'anode. Il en résulte un échange ionique aux surfaces de séparation du corps et des électrodes électrolytiques : à l'anode le corps abandonne ses anions, il reçoit les cations de l'électrode.

Pour fixer les idées, supposons les électrodes constitués aux deux pôles par une solution d'iodure de potassium ; le métal potassium au pôle positif descendra le courant et pénétrera dans le corps humain ; au pôle négatif, l'ion iode se rendant au pôle positif pénétrera dans les tissus. D'après les lois de l'électrolyse on sait que, dans la décomposition électrique d'un composé binaire, le métal va du positif au négatif (cation) et que le métalloïde va du négatif au positif (anion).

VI. — SUBSTANCES MÉDICAMENTEUSES EMPLOYÉES COMME ÉLECTROLYTES

1. — *Le chlorure de sodium.*

Ion chlore. — Ion sodium

Le chlorure de sodium est un corps qui, dans la thérapeutique électroionique, a une action sclérolytique des plus marquées, c'est-à-dire une action résolutive sur les tissus raidis par un processus inflammatoire ou par un traumatisme, action résolutive sur les raideurs, les ankyloses, les scléroses péri-articulaires, les cicatrices.

On emploiera une solution électrolytique de chlorure de sodium à 1 p. 100, qu'on appliquera à la cathode. La plupart des cas publiés par Leduc se rapportent à des ankyloses post-infectieuses (ankylose ancienne complète des doigts de la main, consécutive à un phlegmon de la main, ankylose ancienne complète du genou consécutive à une arthrite fongueuse, ankylose ancienne douloureuse du genou post-typhique); tous ces cas cédèrent en quelques séances, trois à huit, d'une durée d'une demi-heure environ, avec des intensités moyennes de 20 milliampères; cathode sur la région ankylosée, électrode constituée par des compresses imbibées d'une solution de chlorure de sodium.

Les meilleurs résultats ont été obtenus dans les ankyloses post-traumatiques et dans les ankyloses rhumatismales.

Dans le traitement de la surdité et des otites sèches, Bourgeois a expérimenté l'action sclérolytique du chlorure de sodium. Le pôle actif est placé sur le tympan, le pôle indifférent sur la surface externe de l'organisme. L'intensité du courant employé était de 1 à 1 1/2 milliampère. Les résultats, peu appréciables dans l'otosclérose pure, ont été meilleurs dans l'otite adhésive d'origine naso-pharyngienne, et surtout dans les otites cicatricielles (séquelles d'anciennes suppurations). L'amélioration rapide a porté sur l'audition et surtout sur les bourdonnements qui, dans certains cas, ont complètement disparu.

La sclérolyse électrique doit être employée dans les affections pleurales, pleurites douloureuses, pleurésie sèche avec frottement, et surtout symphyse pleurale.

De plus on tend aujourd'hui à admettre que la scoliose, considérée jusqu'à présent comme une entité morbide, est, à la vérité, une conséquence, un symptôme de la symphyse pleurale.

L'examen radioscopique confirme cette théorie et souvent l'enquête sur le passé du malade révèle dans l'enfance l'existence d'une pleurésie ou d'une affection broncho-pulmonaire prolongée, avec toux persistante.

Le traitement causal, le seul vraiment efficace de cet état, c'est la sclérolyse électrolytique ; la plèvre n'est séparée de la peau que par une couche relativement mince de tissus peu conducteurs : elle est accessible aux courants électriques.

On emploiera comme électrolyte le chlorure de sodium.

Dans le traitement des pleurites douloureuses, des névralgies intercostales, on remplacera l'eau salée par une solution à 2 p. 100 de salicylate de soude.

2. — *Le salicylate de soude*

L'ion salicylique

L'ion salicylique est un anion : on doit en placer la solution au pôle négatif.

L'ion salicylique négatif pénètre dans l'organisme comme tous les radicaux acides, sous l'électrode négative : il traverse la peau de part en part et passe dans les tissus sous-jacents.

Après cette pénétration il est entraîné dans le torrent circulatoire, et après une application suffisamment prolongée, la réaction salicylique est constatée dans les urines.

La pénétration des ions à travers la peau saine se fait, d'après Tuffier et Mauté, par les glandes, la gaîne des poils, et le revêtement épidermique.

L'action thérapeutique de l'ion salicylique s'exerce surtout contre les douleurs du type névralgique, contre les douleurs rhumatismales et rhumatoïdes, contre les ankyloses, scléroses articulaires d'origines diverses, le rhumatisme chronique, les otites sèches.

Il faut noter de nombreux cas de guérison de tics douloureux de la face, de névralgies rebelles du trijumeau, de névralgies intercostales, de névralgies sciatiques.

3. — *Le sulfate de zinc ; le chlorure de zinc*

L'ion zinc

L'ion zinc est un cation et pénètre dans le corps humain sous le pôle positif.

L'ion zinc est un excellent agent de cautérisation et d'hémostase, un coagulant, un antiseptique.

Il s'emploiera comme traitement de choix, dans les endométrites, les flueurs blanches, les pertes leucorrhéiques, les métrites, et spécialement les métrites hémorragiques. Il remplace avantageusement le curettage dans les métrites à gonocoques. Sa propriété désinfectante a fait employer l'ion zinc pour le traitement des ulcères chroniques, des fistules et des fistules anales.

On a noté les heureux effets de l'ion zinc sur les cancers superficiels et en particulier sur l'épithélioma de la face. Lewis Jones a publié une statistique des plus encourageantes ; il dispose de 19 observations d'épithélioma de la face traités par l'ion zinc avec 14 guérisons complètes.

Le mode d'application est le suivant : on emploie une solution de sulfate de zinc à 2 p. 100 imbibant du coton hydrophile sur lequel est placée une anode formée d'une tige de zinc : le maximum d'intensité est de 10 milliampères.

4. — *La lithine; le chlorure de lithium*

L'ion lithium

L'ion lithium est employé pour le traitement de la goutte.

Le but qu'on se propose est de chercher à substituer aux dépôts uratiques insolubles précipités dans le cartilage et le tissu conjonctif péri-articulaire un sel urique soluble, l'urate de lithine.

On emploie soit une électrode imbibée d'une solution de chlorure de lithium, soit le bain lithiné.

Dans les formes chroniques on obtient une amélioration notable, parfois assez rapide. Dans les formes aiguës, on amène, avec un petit nombre de séances, la sédation des douleurs et la résolution des phénomènes inflammatoires, une diminution marquée du gonflement articulaire.

On trouve également dans ce procédé un bon moyen pour faire avorter l'accès.

Après l'application électrolytique du lithium, on retrouve toujours le médicament dans l'analyse des urines, preuve de sa pénétration.

5. — *L'iode; l'iodure de potassium*

L'ion iode

On obtient facilement l'introduction électrolytique de l'iodure de potassium et on peut l'appliquer à tous les cas pathologiques justiciables de son emploi (artériosclérose, syphilis, emphysème).

Les succès les plus rapides s'obtiennent dans le traitement du goître simple :

L'application consiste à placer sur le goître une électrode dûment recouverte d'une épaisse couche d'ouate imbibée d'une solution d'iodure de potassium qui est maintenue fixée fortement autour du cou et reliée au pôle positif.

Le pôle négatif est placé dans le dos; l'intensité du courant est de 20 à 30 milliampères. Après la séance on retrouve l'iode dans les urines.

6. — *Le nitrate d'argent*

L'ion argent

Dans des cas d'urétrites chroniques, de goutte militaire rebelle, la solution de nitrate d'argent est introduite dans la vessie et dans l'urètre, en suivant une technique spéciale sur laquelle nous n'insistons pas. On fait passer un courant de 2 milliampères, on fait pencher l'ion argent dans les profondeurs de la muqueuse chroniquement enflammée.

7. — *Le sulfate de magnésie*

L'ion magnésium

L'ion magnésium a été utilisé pour le traitement des verrues, surtout des verrues multiples. On applique une solution de sulfate de magnésie à 3 o/o, l'électrode positive est mise en contact avec la région à traiter.

On donne une intensité de 3 milliampères pendant 15 minutes ; puis, après une semaine, un courant de 8 m. a., pendant 15 minutes. Au bout de 15 jours, les verrues ont complètement disparu.

8. — *Ions divers*

On introduit aussi le brome, le baryum, le manganèse, le fer, le cuivre, le chrome, le calcium. L'ion calcique est employé chez les enfants présentant des troubles de croissance et des retards de développement tenant à une insuffisance de matières calcaires. Par l'ion calcique, on a fait pénétrer de notables quantités de chaux : Procédé de choix dans la neurasthénie.

Les alcaloïdes peuvent s'introduire par électrolyse.

L'ion quinine est particulièrement actif dans les névralgies de toute nature, le tic douloureux de la face.

Il serait trop long d'énumérer tous les ions qu'on peut faire absorber par électrolyse.

Ils ont été employés avec succès dans un grand nombre de cas qui s'étaient montrés rebelles à toute autre thérapeutique.

VII. — CONCLUSIONS

La thérapeutique électrolytique est une méthode de choix. Elle permet l'absorption de substances actives en évitant leur passage par l'estomac et les organes annexes du tube digestif (foie, rein), qui quelquefois tolèrent très mal les médicaments ingérés par la bouche.

Avec la méthode électrolytique, on exerce une action locale directe que les malades acceptent facilement, et leur tolérance n'est pas un élément à dédaigner dans des cures délicates et parfois prolongées.

Enfin la pratique a confirmé la théorie, et pour terminer nous citons divers états pathologiques qui ont bénéficié des succès de l'ionisation.

1. Névralgie faciale.
2. Névralgie cervico-occipitale et cervico-rachiale.
3. Névralgie du nerf phrénique.
4. Névralgie intercostale.
5. Névralgies lombaires.
6. Névralgie sciatique.

7. Migraine.
8. Rhumatisme.
9. Rhumatisme chronique.
10. Arthrite rhumatismale.
11. Goutte.
12. Goutte articulaire.
13. Ankyloses.
14. Ankyloses rhumatismales déformantes.
15. Cicatrices.
16. Neurasthénie.
17. Troubles de croissance.
18. Symphyse pleurale.
19. Pleurésie sèche.
20. Toux persistante d'origine pleurale.
21. Scoliose.
22. Emphysème.
23. Goître.
24. Affections gynécologiques (flueurs blanches).
25. Leucorrhée.
26. Métrites.
27. Métrites hémorragiques.
28. Fibromes.
29. Ovarites.
30. Urétrites chroniques.
31. Cystites chroniques.
32. Epithéliomes superficiels (cancer).
33. Otosclérose, surdité.
34. Bourdonnements d'oreille.
35. Entérites chroniques.
36. Affections urétrales.

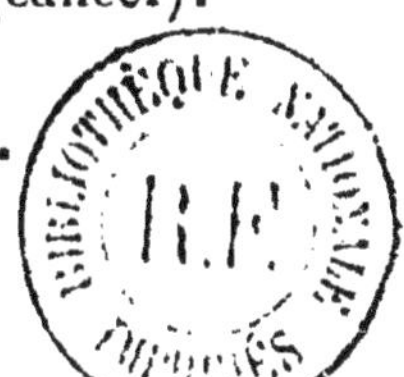

Poitiers. — Imprimerie Blais et Roy.

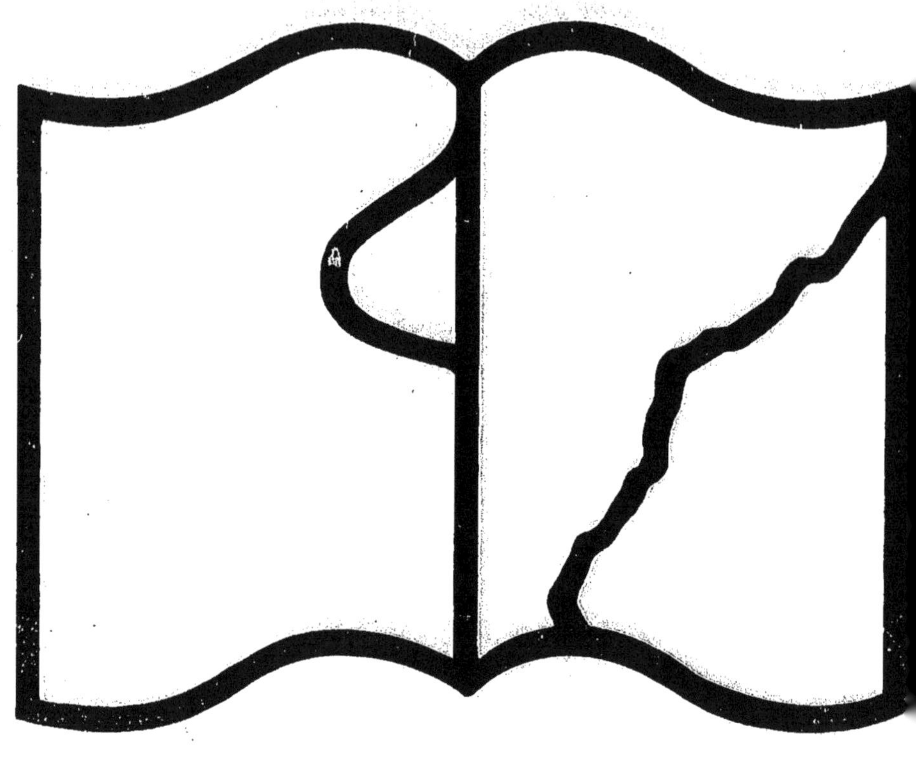

Texte détérioré — reliure défectueuse

NF Z 43-120-11

www.ingramcontent.com/pod-product-compliance
Ingram Content Group UK Ltd.
Pitfield, Milton Keynes, MK11 3LW, UK
UKHW020230200726
13856UKWH00004B/1692